SITZUNGSBERICHTE DER SÄCHSISCHEN AKADEMIE DER WISSENSCHAFTEN ZU LEIPZIG

Mathematisch-naturwissenschaftliche Klasse
Band 121 · Heft 4

HERMANN BERG

PHOTODYNAMISCHE TUMORTHERAPIE UND KREBSMEHRSCHRITT-THERAPIE, EIN EFFEKTIVER SYNERGISMUS

Mit 11 Abbildungen und 4 Tabellen

AKADEMIE-VERLAG BERLIN

1989

Vorgetragen in der Sitzung am 15. 1. 1988
Manuskript eingereicht am 22. 2. 1988
Druckfertig erklärt am 14. April 1989

Herrn Professor Manfred von Ardenne
gewidmet mit den besten Erfolgswünschen

ISBN 3-05-500564-3
ISSN 0371-327X

Erschienen im Akademie-Verlag Berlin, Leipziger Straße 3—4, Berlin, DDR-1086

Lizenznummer: 202 · 100/380/89
Printed in the German Democratic Republic
Gesamtherstellung: VEB Druckhaus „Maxim Gorki", 7400 Altenburg
LSV 2705
Bestellnummer: 763 965 3 (2027/121/4)

00400

PHOTODYNAMISCHE TUMORTHERAPIE UND KREBS-MEHRSCHRITT-THERAPIE, EIN EFFEKTIVER SYNERGISMUS

HERMANN BERG

1. Einleitung

Seit den sechziger Jahren haben sich unabhängig voneinander zwei Krebstherapien auf physikochemischer Basis entwickelt, deren Mechanismen eine Art Symbiose ergeben und somit einen Synergismus erwarten lassen. Die photodynamische Tumortherapie, die auch eine Frühdiagnose umfaßt, funktioniert photokatalytisch nur in Anwesenheit von Sauerstoff, während die Krebs-Mehrschritt-Therapie diesen in verstärktem Maße im Gewebe verfügbar macht. Darüber hinaus sind die Targets beider Therapien weitgehend dieselben, wie noch zu zeigen sein wird. Vorliegende Studie will außerdem verdeutlichen, wie das „timing" einer gemeinsamen Konzeption aussieht.

2. Die Photodynamische Therapie

2.1. Historische Einführung

Zwar ist der zellschädigende photodynamische Effekt — das Zusammenwirken eines Sensibilisatorfarbstoffes mit Licht und Sauerstoff — seit seiner Entdeckung in München um die Jahrhundertwende bekannt, aber erst seit den Sechzigern wurden seine Mechanismen und Targets eingehender studiert.

Zum IV. Internationalen Jena Symposium (Weimar, 1967) [1] wurde über die Wirkungen auf Nukleinsäuren, Proteine, Viren, Mikroorganismen und Krebszellen [2] sowie intradermale Tumoren der Maus [3, 4] diskutiert. Damals dienten Methylenblau, Thiopyronin oder Akridinfarbstoffe, die bei Versuchstieren entweder intravenös oder in das Tumorbett injiziert wurden als lichtabsorbierende Sensibilisatoren. Die Heilungsrate nach 70 Tagen für intradermale solide Ascitestumoren der Maus (Tab. 1 und Abb. 1) war ermutigend, diese Methode weiter auszubauen, jedoch blieb damals eine medizinische Erweiterung dieser neuen Möglichkeiten der Tumortherapie aus. Erst zehn Jahre danach griff TH. DOUGHERTY [5] im Roswell Park Memorial Hospital in Buffalo diese Tierversuche mit chemisch modifiziertem Hämatoporphyrin (HPD) wieder auf und übertrug sie unter Verwendung von LASER-Lichtquellen und Glasfaserlichtleitern auf Patienten mit Hautkrebs und solche mit

Tabelle 1
Photodynamischer Effekt bei intradermalen Tumoren nach Applikation von Thiopyronin [3]

Belichtung	TP mg/0,2 ml	belichtete Tiere geheilt/gesamt % Heilung	Kontrolltiere geheilt/gesamt % Heilung	Lichteffekt in %
5.–8. Tag,				
Expansionsphase	0,12	9/12	0/12	
		75	0	75
Expansionsphase	0,25	12/12	1/12	
		100	8,3	92,7
8.–11. Tag,				
pränekrotische	0,5	8/16	0/16	
Phase		50	0	50

Tumoren in Körperhöhlen. Damit war das klinische Interesse geweckt und die Zeit für eine weitgespannte Grundlagenforschung von der Molekularbiologie bis zur Pharmakologie reif. Auch brachte die amerikanische pharmazeutische Industrie (Photofrin Medical Inc., NY) ein als Photofrin II bezeichnetes Präparat auf den Markt, welches als aktivste Komponente das Doppelmolekül der Formel I (Abb. 2) enthält. Das erste Photofrin kam 1980 in die DDR und wurde in der Hautklinik der Charité zunächst gegen Psoriasis erfolgreich eingesetzt [6]. Heute sind mehrere tausend Patienten mit durch Lichtleiter und LASER-Strahlung erreichbaren Tumoren in zahlreichen Kliniken der USA, Japan, China, England, Italien, Norwegen, BRD, DDR u. a. behandelt worden.

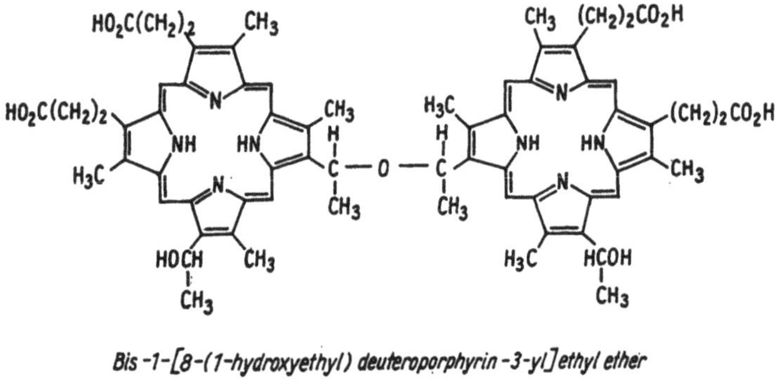

Abb. 2. Wichtigste Komponente von Photofrin II wegen ihrer starken Anreicherung in der Krebszellmembran.

2.2 Photodynamische Mechanismen

Hierbei lassen sich physikalische Vorgänge der Lichtanregung von den chemischen Folgereaktionen unterscheiden [7, 8, 9]. Die Absorption des Lichtes durch das Sensibilisatormolekül bringt dieses in angeregte Zustände höherer Energie (sogenannte Singlett und nachfolgend Triplett), aus denen anschließend Fluoreszenz- oder Phosphoreszenzlicht abgestrahlt wird oder die folgenden Hauptreaktionen mit Substraten gestartet werden:

Typ 1 (Radikalreaktionen): $^3S + O_2 \rightarrow \dot{S}^+ + \dot{O}_2^-$

$\dot{S}^+ + \quad \rightarrow S + \dot{G}^+$

Typ 2 (Energietransfer): $^3S + O_2 \rightarrow {}^1O_2 + S$

${}^1O_2 + G \rightarrow \dot{G}^+ + \dot{O}_2^-$

Darin bedeuten: S, ^3S, $\dot{S}^+$ — Sensibilisator, sein Triplett, sein Radikal,

G, $\dot{G}^+$ — Guaninsubstrat als Beispiel, sein Radikal reagiert weiter bis zur Spaltung des DNA-Stranges

O_2, ${}^1O_2$, $\dot{O}_2^-$ — Sauerstoff, sein Singlett, sein Radikal.

Je nach den Bedingungen kann derselbe Sensibilisator auf beiden Wegen reagieren, abgesehen von Nebenreaktionen, darunter die Selbstzerstörung. Hauptsächlich Membranproteine, Lipide und Nukleinsäuren (am leichtesten Guanin [10]) werden nach Maßgabe der Höhe ihres Oxydationspotentials oxydativ zerstört [7].

Wenn sich zwischen Sensibilisator und Substrat vor der Belichtung ein Komplex bildet, läßt sich seine photodynamische Degradationswirkung steigern, andererseits vermag der Singlettsauerstoff ${}^1O_2$ vom Ort seiner Entstehung eine nicht unbeträchtliche Strecke zu diffundieren und noch entfernt von seiner Entstehung zu reagieren. Jedenfalls ist Sauerstoff für beide Typen von Mechanismen unumgänglich und daher hängt von dessen Konzentration im Gewebe der Erfolg dieser Therapie ab.

3. Photodynamische Diagnostik und Therapie

Üblicherweise gibt es getrennte Geräte für Diagnostik und Therapie. Im Tokyo Medical College ist ein Kombinationsgerät mit zwei LASER-Anordnungen für die Belichtung bei zwei Wellenlängen im Einsatz (Abb. 3), dessen wesentliche Funktionen hier vorgestellt werden sollen [11, 12, 13].

3.1. *Automat zur Tumordiagnostik*

Der Quarz-Lichtleiter I (400 μm Durchmesser) im Dreifachkabel (Endoskop) wird unter Verwendung einer Xenon-Lampe zur Belichtung der Tumorregion (z. B. im Bronchienast) genutzt, während Lichtleiter II diese über TV-Kamera und TV-Monitor abbildet, was auch in einen Bildspeicher (VTR) übernommen werden kann. Die zweite Diagnostikvariante nutzt einen Xenon- oder Argon-Farbstoff-LASER über Lichtleiter III zur Anregung (405 nm) des im Tumor während 48 Stunden angereicherten HPD. Die Abstrahlung seines Fluoreszenzlichtes bei 620—630 nm durch den Lichtleiter II über einen Polychromator und Verstärker wird auf dem TV-Monitor sowohl als Fluoreszenzspektrum als auch als Intensitätsverteilung auf der Tumoroberfläche sichtbar gemacht [12, 13]. Dadurch besteht auch die Möglichkeit der Verfolgung von HPD-Anreicherung oder Abbau in der Tumorregion während der Therapie.

3.2. *Automat zur Tumortherapie*

Dieselbe Apparatur (Abb. 3) gestattet auch die Therapie, in dem über Lichtleiter III langwellig bei 630 nm mittels des erwähnten LASERS und Rhodamin B als Farbstoff eingestrahlt wird unter Beobachtung durch Lichtleiter II und I. Neuerdings hat sich auch ein Golddampf-LASER, welcher 630 nm direkt emittiert, bewährt. Die ebenfalls 48 Stunden vorher intravenös

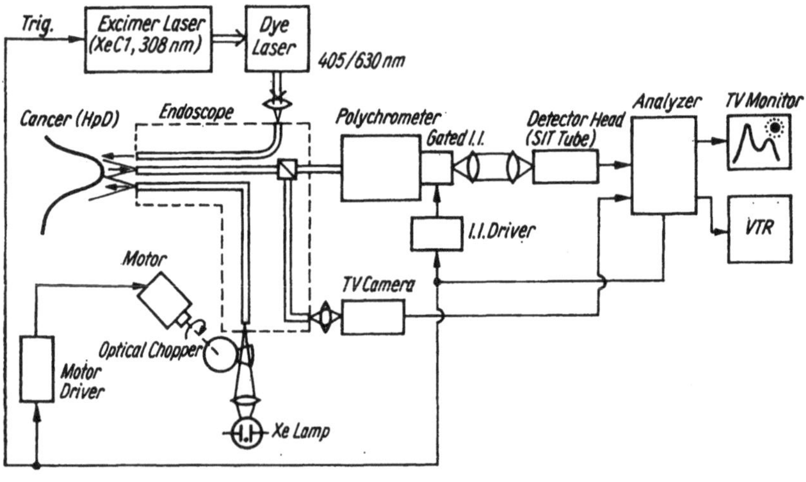

Abb. 3. Automatisierte Diagnose und Therapieapparatur aus dem Tokyo Medical College [12, 13]. Beschreibung im Text.

injizierte HPD-Menge wird dabei bis zu 5 mg/kg Körpergewicht erhöht. In Abbildung 4 ist ein Behandlungsergebnis über Lichtleiter II und TV-Kamera dargestellt, wobei nach 3 Jahren keine Neubildung in dem Bronchus erfolgt ist [12].

Eine Statistik (aus Buffalo) unterschiedlicher Tumorarten zeigt Tabelle 2, ein Statistik unterschiedlicher Ausgangssituationen bringt Tabelle 3 (aus Beijing).

Die Psoriasistherapie der Hautoberfläche ist technisch einfacher, zumal für langwellige großflächige Belichtung Xenonlampen verwendet werden, wobei

Tabelle 2

Das Ansprechen verschiedener Tumoren auf PTT nach DOUGHERTY [21]

Typus	Patienten-zahl	Ansprechen komplett	teilweise	nicht	Zeitraum danach/Jahre
Haut (Basalzellen, Melanome)	(219)	(147)	(27)	(43)	4
Bronchien, spätes Stadium	262	106+	136	20	1,5
Bronchien, frühes Stadium	32	17	10	—	4,5
Blase	(70)	(38)	(16)	(13)	2
Hals, Nacken	49	9	26	14	2
Gynäkologische Tumoren	11	4	5	2	2
Speiseröhre, fortgeschritten	17	0	11++	6	1

+ nach PTT operative Entfernung
++ teilweise Erleichterung des Durchflusses

Tabelle 3

Ansprechen von unbehandelten und behandelten Tumoren nach 3 Jahren (Krebsklinik Beijin/VR China) [22]

	Ansprechen komplett (K)	signifikant (S)	wenig (W)	nicht (N)	effektives Verhältnis $K + S + W/\Sigma$
unbehandelt	45	8	5	5	92%
vorbehandelt	23	7	9	12	76%
gesamt	68	15	14	17	85,1%

kurzwelliges Licht herausgefiltert werden muß. Das Ergebnis (Tab. 4) ist dem der Psoralentherapie (PUVA) mindestens gleichzusetzen bei nur einmaliger Applikation von HPD. Ein Nachteil von HPD bei intravenöser Injektion besteht darin, daß der Patient seine freie Haut nicht dem grellen Sonnenlicht aussetzen darf [6].

Tabelle 4

PTT mit HPD gegen Psoriasis [6]

Prozentuale Klärung der Haut nach Pullman et al.	Anzahl der Patienten, die 1 mg/kg HPD intravenös erhielten	Häufigkeit der PTT-Behandlungen mit 0,8–2,8 J/cm²
90	15	15
90–70	1	15
70–51	1	18
50	2	20

3.3. Molekulare und zelluläre Targets photodynamischer Effekte

Bezüglich der zellulären Targets bestehen Unterschiede zwischen Typ 1 und 2. Die bekannten Vertreter von Typ 1 bilden Komplexe mit sauren Komponenten der Zellen, z. B. den Nukleinsäuren. Dabei kann der Farbstoff zwischen die Basen interkalieren und diese unmittelbar oxydieren, am ehesten das Guanin [10]. Mit steigendem Oxydationspotential des Substrates, d. h. Verkleinerung der Potentialdifferenz zu dem positiveren Sensibilisatorradikal und dem Substrat verlangsamt sich diese Redoxydreaktion [7], welche zur Spaltung der Base und weiterhin zum Strangbruch führt. Da sich der Sensibilisator ständig regeneriert, wird das Reparatursystem der Zelle überfordert und sie muß absterben.

Anders reagiert der Singlettsauerstoff von Typ 2. Zwar kann er auch Nukleinsäurebausteine oxydieren, aber zunächst richtet er Zerstörungen an Membranlipiden und Proteinen an, blockiert die Atmungskette in Mitochondrien und setzt die Mikrozirkulation außer Betrieb, wenn hinreichend Sauerstoff zugegen ist. Gleichzeitig werden hydrolytische Enzyme aus Liposomen freigesetzt, andererseits werden durch Photoschock neuartige Proteine synthetisiert [14, 15].

4. Schrittfolge der Krebsmehrschritt-Therapie und ihre Beiträge zur Gesamtwirkung

Die KMT ist geeignet, konventionelle Methoden (Chirurgie, Bestrahlung, Chemotherapie, einschließlich Immunstimulation) zu optimieren, indem sie währenddessen oder danach die physiologischen und bioelektrochemischen

Unterschiede zwischen Normal- und Krebsgewebe erhöht und letzteres labilisiert [16, 17, 18]. Die wesentlichsten drei Schritte sollen im Hinblick auf ihre Ergänzung zur PTT erläutert werden, wobei für Details auf die Publikationen aus dem Institut von Manfred von Ardenne verwiesen wird [18].

Schritt I:

Die Sauerstoff-Immunstimulation (Hyperoxie).

Durch Inhalation von etwa 40 volumenprozentigem Sauerstoff vor, während und nach der Operation bzw. vor den Schritten II und III, und zwar in Kombination von Thymusdrüsenextrakt etc., werden Energiestatus und Abwehrkräfte

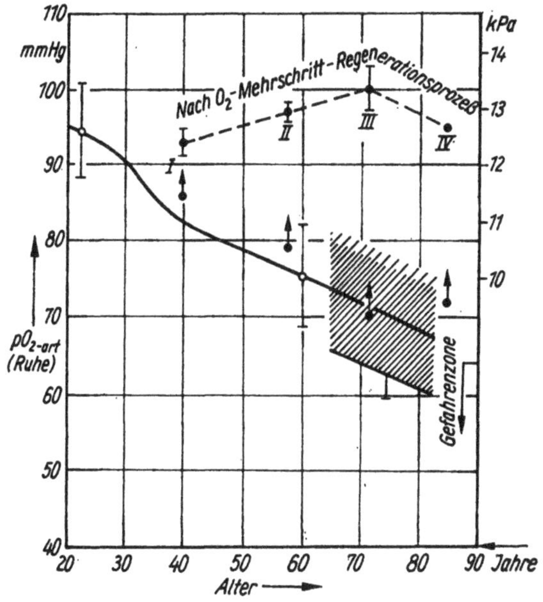

Abb. 5. Altersabhängigkeit des arteriellen Sauerstoffdruckes (Standardkurve nach Loew-Thews (mit Abweichungen). Darüber die Erhöhungen bei Patienten I—IV vor und nach Behandlung.
Schrägstrichlung: Schwankungsbreite während 24 Stunden. (Nach M. von Ardenne).

des Patienten verbessert. Diese Verbesserung ist altersabhängig an Hand des arteriellen pO_2 in Abbildung 5 dargestellt. Außerdem wird dabei die Verträglichkeit von Chemotherapeutika (Cisplatin, Anthrazykline etc.) verbessert.

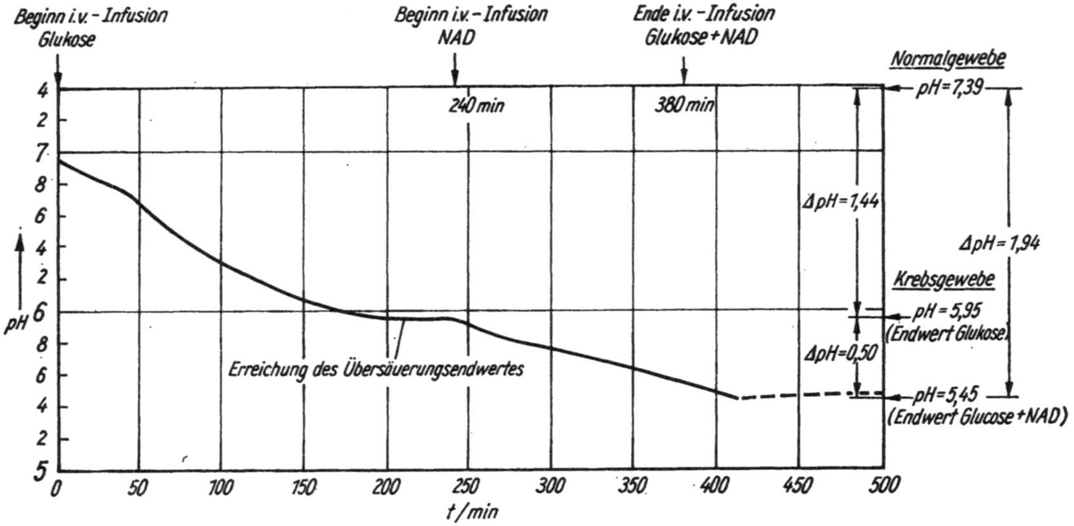

Abb. 6. Zeitlicher pH-Verlauf im Krebsgewebe bei einer Wistar-Ratte (♂, 280 g) mit Walker-Karzinosarkom 256 (Masse 13 g) nach Glukoseinfusion (5,5 g/k · 100 min) und NAD Gabe (0,5 g/kg · 100 min) Absenkung gegenüber dem Normalgewebe um Δ pH = 1,94. Nach M. von Ardenne.

Schritt II:

Die Übersäuerung des Krebsgewebes (Hyperglykämie).

Diese erfolgt durch Steigerung der Blutglukosekonzentration auf $8 \cdot 10^{-3}$ g/ml durch Infusion. Dadurch sinkt der pH-Wert im Krebsgewebe gegenüber dem des Normalgewebes ab, wie es Abbildung 6 im Tierversuch zeigt, wobei diese pH-Verschiebung, z. B. durch NAD-Zusatz, verstärkt werden kann. Hierauf werden bedeutsame Veränderungen gegenüber dem Normalgewebe ausgelöst [16]:

- Versteifung (reversibel) der Erythrocytenmembran unter Verstopfung der Blutkapillaren, insbesondere am venösen Ende, d. h. Verminderung der Mikrozirkulation auf 10% des Normalwertes im Bereich der Tumorproliferationszone,
- Verminderung der Versorgung von Tumorzellen,
- Zytolyse unter Freisetzung lysosomaler Enzyme,
- Verhinderung des Abtransports von Milchsäure,
- Verringerung des Abflusses toxischer Tumorabbauprodukte,
- Spontanhyperthermie auf 39—40 °C Körpertemperatur.

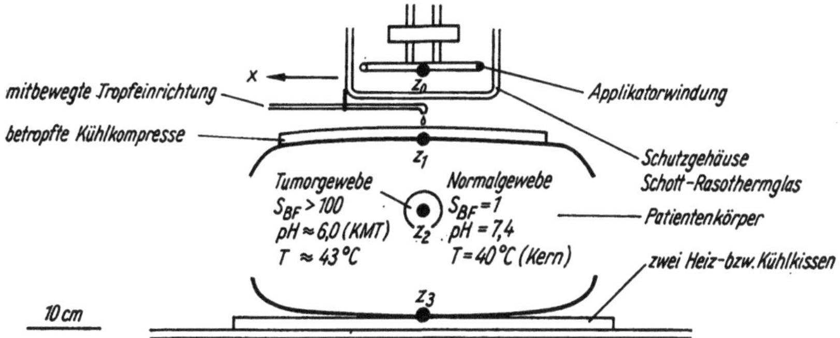

Abb. 7. KMT-Selectotherm-Anlage erlaubt lokale Hyperthermie im Rasterverfahren (xyz Richtungen der Applikatorwindung: R = 8,25 cm mit Wasserkühlung)

Daten: *HF-Sender*	*Rasterung*
$N = 1{,}5$ bis 8 kW	x-Periode $= 10\ \text{min}^{-1}$
$f = 27{,}12$ MHz $\pm\ 0{,}6$	y-Periode $= 0{,}5\ \text{min}^{-1}$
$\lambda = 11{,}6$ m	$v \doteq$ z. B. konst.
	Amplituden = z. B. ± 20 cm

$$S_{BF}: \frac{\text{Blutfluß Normalgewebe}}{\text{Blutfluß Tumorgewebe}}$$ (nach M. von Ardenne [16])

Schritt III:

Lokalhyperthermie im Tumorbereich.

Die Aufheizung im Tumor kann auf 42 °C (und darüber) erfolgen mittels langwelliger LASER-Belichtung, Infrarotapplikation (speziell für Körperhöhlen konstruierte Strahler) oder durch den Hochfrequenzsender Selektotherm (Abb. 7) unter Rasterbewegung der Emissionsspule.

Die zwischen Normal- und Tumorgewebe erzielte Temperaturdifferenz von 2—3 °C wird begünstigt durch mangelnde Wärmeableitung infolge weiter verminderter Mikrozirkulation im Tumor (nur etwa 1% gegenüber dem Normalgewebe). Kapillarenwände und Membranen der Krebszellen erfahren durch den Synergismus pH $\leqq 6$ und T $\geqq 42$ °C eine wirksame Schädigung, wie Ab-

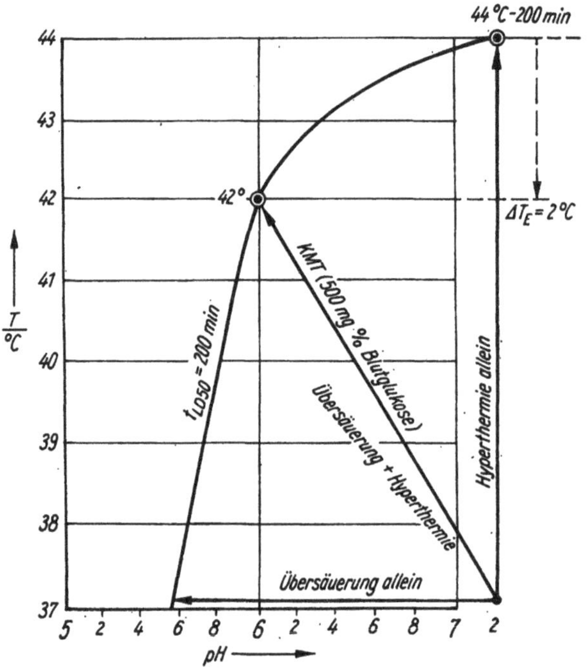

Abb. 8. In vitro-Messungen der irreversiblen Schädigung von Ehrlich-Aszites-Tumorzellen. t_{LD50} = Zeit für 50% Anfärbung mit Trypanblau, pH-Einstellung durch Milchsäure.

Vergleich der Kombination von Hyperthermie und Hyperglykämie:

pH 7,2, 44 °C 200 min

pH 6,0, 42 °C 200 min.

ΔT_E = 2 °C: Selektive Erhöhung der thermischen Krebszellenempfindlichkeit (nach M. VON ARDENNE).

bildung 8 deutlich macht. Hyperthermie bewirkt nicht nur die Zerstörung der Tumorzellen besonders in saurem nährstoffarmen Milieu sowie der Kapillargefäße mit nachfolgender Hypoxie, sondern

— stört Proteinkonformationen,
— labilisiert Liposomen,
— depolymerisiert Mikrotubuli,
— verstärkt die Bildung von Nichthistonen, die ihrerseits die Templateaktivität der DNA vermindern können.

Im Verlauf von Schritt II oder III dürfte eine verminderte Dosis lokalisierter ionisierender Bestrahlung durch Radikalbildung (z. B. OH, O_2^- etc.) unterstützend bei der Zerstörung von Krebszellen angezeigt sein.

Das Zusammenspiel der experimentellen Daten von Schritt II und III verdeutlicht Abbildung 9.

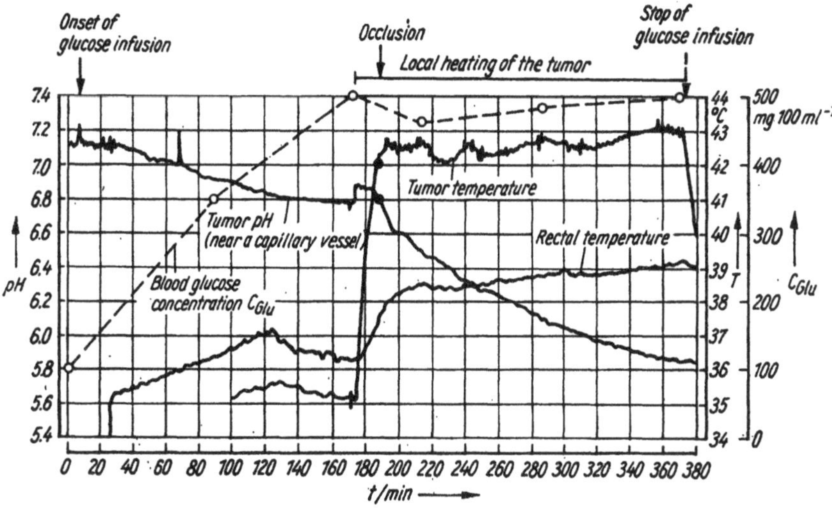

Abb. 9. Veränderungen vom pH-Wert im Tumorgewebe, Glukosekonzentration im Blut, Tumortemperatur und Rektaltemperatur nach Glukoseinfusion bei einer Ratte mit Karzinosarkom unter KMT Bedingungen (Lokalhyperthermie) (M. von Ardenne, Reitnauer, P., Jpn. J. Clin. Oncol. 10 (1980) 31).

Aus dieser kurzen Darstellung der KMT ist ersichtlich, daß es sich auch um ein dynamisches Timing von Schritten mit Rückkopplungen handelt, die sich wechselseitig in der Krebszellenschädigung unterstützen.

Es soll nun gezeigt werden, wie sich KMT und PTT aufeinander abstimmen lassen, um einen Synergismus zu erzielen.

5. Synergismus und „Symbiose" zwischen PTT und KMT

Zunächst sollen die unterschiedlichen und gemeinsamen Angriffspunkte in der Zelle aufgelistet werden.

5.1. Targets von PTT und KMT

unterschiedliche		gemeinsame
PTT	KMT	PTT + KMT
— hyperoxische Zellen zerstört,	— hyperoxische Zellen in saurem Medium zerstört,	
— Oxydation von —SH-Gruppen u. Vernetzung bei Proteinen sowie Desaktivierung von Enzymen	— Normalzellenstatus energetisch verbessert, — Proteinkonformation beeinflußt, — Mikrotubuli depolymerisiert, — Nichthistonproteine vermehrt, die Templateaktivität vermindern,	— Mikrozirkulation (Vaskulatur) inhibiert, — Zellatmung vermindert, — Stop der Krebszellenproliferation und Verminderung d. Replikation, — Labilisierung von Liposomen unter Freisetzung hydrolytischer Enzyme,
— Membranpermeation erhöht	— Erythrocytenmembran versteift	— Mitochondrien destruktiert, — Labilisierung bis zur Zerstörung der Krebszellmembran, — Mutationsrate kann in der S-Phase erhöht sein.

Aus diesen Schäden resultieren auch morphologische Veränderungen, die elektronenmikroskopisch nachweisbar sind [19]. In der dritten Spalte finden sich eine Reihe von Zellschädigungen, die zu einem unmittelbaren Synergismus führen. Schon allein deswegen ist die kombinierte Anwendung von PTT und KMT angezeigt. Aber es gibt noch einen zweiten Grund beiderseitige Erfahrungen zu nutzen:

5.2. Die Kombination zwischen PTT und KMT

Diese beruht in erster Linie darauf, daß

a) der KMT Schritt I zusätzlichen Sauerstoff für beide Typen der PTT liefert.
b) Der KMT Schritt III den Transport von Sauerstoff und HPD in die Tumorregion beschleunigt.

c) Der KMT Schritt III die Radikalreaktionsgeschwindigkeiten in der PTT erhöht.
d) Von der PTT die Wirkungen der ionisierenden Bestrahlung ersetzt werden können unter weitgehender Vermeidung von Strahlenschäden im gesunden Gewebe!
e) Die PTT hat bei der Zerstörung von Gehirntumoren Erfolge, die der KMT kaum zugänglich sind [20].

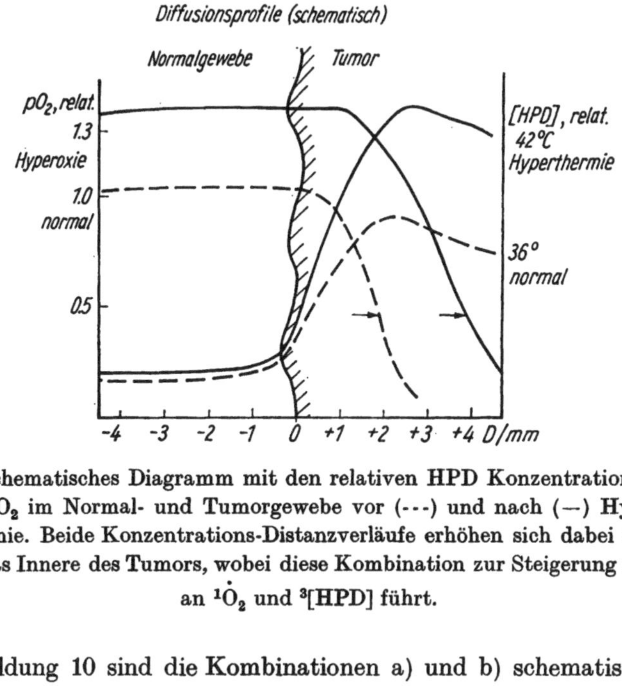

Abb. 10. Schematisches Diagramm mit den relativen HPD Konzentrationen und dem relativen pO_2 im Normal- und Tumorgewebe vor (---) und nach (—) Hyperoxie und Hyperthermie. Beide Konzentrations-Distanzverläufe erhöhen sich dabei und wandern weiter in das Innere des Tumors, wobei diese Kombination zur Steigerung der Ausbeute an $^1\dot{O}_2$ und ^{3}[HPD] führt.

In Abbildung 10 sind die Kombinationen a) und b) schematisch verdeutlicht. Für das Timing der Kombination von PTT und KMT sind folgende Varianten möglich:

Variante A): Zwei Tage vor der Belichtung und während des KMT Schrittes I erfolgt die intravenöse Injektion von HPD (etwa 3 mg pro kg Körpergewicht). Eine örtliche Einschleusung von HPD, gelöst in Dimethylsulfoxid oder N-Methylpyrroliden ist gegebenenfalls möglich. Am 3. Tag setzt KMT Schritt III lokal für 4 Stunden ein. In den letzten 20 Minuten erfolgt die Belichtung, wobei ein Dosisbereich zwischen 50—200 J/cm² üblich ist (vgl. Abb. 11).

Erste Literaturhinweise besagen, daß sowohl Temperatursteigerung allein [21, 22], als auch Sauerstoffangebotserhöhung für sich [23, 24] zur Verbesserung der photodynamischen Wirkung im Tierversuch und angeblich auch bei

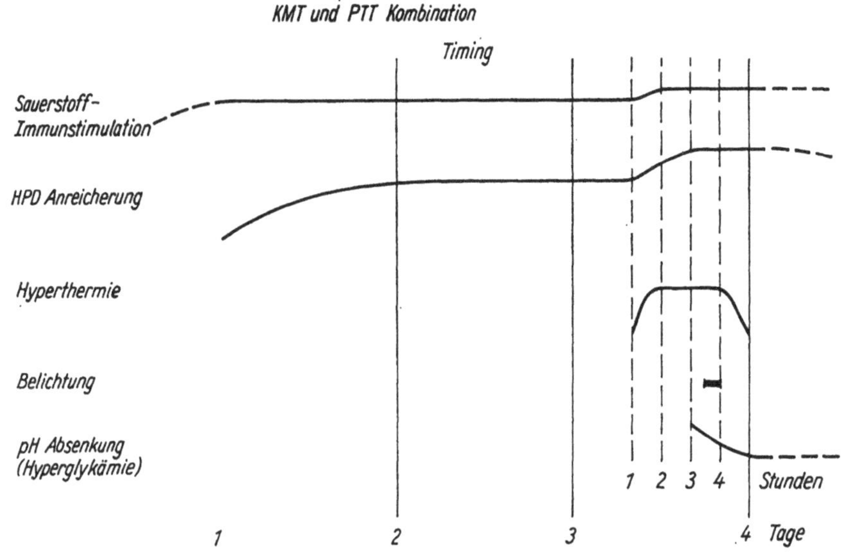

Abb. 11. „Timing" Vorschlag der Kombinationstherapie PTT und KMT (schematisch).

Patienten geführt haben. Um wie vieles mehr ist ein praktischer Erfolg von dieser begründeten Variante A) zu erwarten, die beides kombiniert.

Die Variante B) besteht in einer Fortsetzung der Variante A) durch den KMT Schritt II am 3. und 4. Tag, der den Tumor abschließt. Eine Wiederholung des lokalen KMT Schrittes III am 5. oder 6. Tag, verbunden mit erneuter Belichtung, wobei die im Tumor befindliche HPD Konzentration abnimmt, könnte zur Verhinderung von Metastasenbildung beitragen. An dieser Stelle soll auf das „Konzept mit adjuvanter stimulierter Immunabwehr" (Abb. 27 von [18]) hingewiesen werden.

Abschließend soll betont werden, daß beide Therapien — im Gegensatz zur derzeitigen Chemotherapie und mit Einschränkungen auch der Röntgentherapie —

— erstens: einen hohen Grad von Selektivität besitzen!
— zweitens: ein bestmögliches Timing der Effekte infolge Dosierung von Belichtung, Sauerstoffzufuhr, Glukoseinjektion und Wärmezufuhr gestatten!

und

— drittens: außerhalb des Tumorbereiches kaum Nebenwirkungen verursachen.

Summary

Both methods were initiated in the middle of the sixtieth at Jena by H. Berg (PTT) and at Dresden by M. von Ardenne (CMT).

In 1965 the Jena conception used white light of a Xenon-lamp for excitation of methylene blue or thiopyronine to destroy intradermal tumours of mice attaining more than 90% curing. About ten years later T. Dougherty started again with tumours of mice and afterwards with patients using HPD as the sensitizer. Again ten years later H. Berg et al. presented the temporary disappearance of psoriasis lesions by treatment with HPD (1 mg/kg bopyweight) and visible light. Nowadays Photodynamic Tumour Therapy (PTT) is a successful and wellknown method applied in many hospitals, sometimes in combination with radiotherapy.

On the other hand the Cancer Multistep Therapy (CMT) is still in progress. Its main steps should be mentioned here, because at least a partial combination between CMT and PTT promises synergistic effects on solid tumours. Without description of details (timing, chemotherapy etc.) only three most important steps of CMT should be taken into account:

A) The inspiration of about 40% oxygen in the air before and during the following treatment.

Effects:

— increase of energetic status of the patient,
— increase of oxygen content in the tumour (decrease of hypoxia by reoxygenation).

B) The increase of blood glucose concentration from 1 to 8×10^{-3} g/ml in order to decrease the pH-value below 6.

Effects:

— zytolysis (lysosomes) and leakage of hydrolytic enzymes,
— increase of stiffness of erythrocyte membranes, and hence the decrease of blood microcirculation.

C) The localized hyperthermia of tumour tissue 2 to 3 °C higher than the temperature of normal tissue by high frequency (27.1 MHz) or by infrared irradiation (including LASER technique).

Effects:

— destroying of acidic nutritionally deprived tumour cells, of mitochondria, and of liposomes
— depolymerization of microtubules,

- collapse of tumour vasculature,
- inhibition of DNA activity by non-histones synthesis.

In accordance with the singlett oxygen mechanism the photodynamic action decreases in killing hypoxic cells. In general PTT shows similar effects as mentioned under C) and hence it works in line with the application of hyperthermia.

Hower, the highest synergistic effect should occur if PTT and CMT will be combined in such a way that

1. the sensitizer should be enriched in the tumour tissue during step A), because microcapillaries become closed or collapsed and the transport to and from the tumour is lowered by step B).
   Therefore step B) may be postponed after step C).
2. The LASER-irradiation must be started during step C), because transport of the sensitizer and the radical reactions become accellerated at higher temperature.

Step A) should be combined with the sensitizer injection followed one day later by hyperthermia C) for 4 hours together with LASER irradiation during the last hour.

From a physical chemical point of view the accelleration of transport of sensitizer by hyperthermia (C) and of oxygen by hyperoxia (A) inside the tumour — as demonstrated in this rough scheme — cause higher concentration of $^1O_2$ as well as sensitizer radical concentrations and hence higher rates of consecutive radical reactions destroying tumour tissues.

According to my knowledge the experience of both tools is on an adequate high level leading to optimal results in this synergistic combination for tumour therapy.

Literatur

[1] Molecular Mechanisms of Photodynamic Effects, Ed.: H. BERG, studia biophysica **3** (1967)

[2] BERG, H., HEINECKE, H., JACOB, H.-E., Naturwiss. **51** (1964) 444

[3] BERG, H., JUNGSTAND, W., Naturwiss. **53** (1966) 481

[4] JUNGSTAND, W., BERG, H., studia biophysica **3** (1967) 225

[5] DOUGHERTY, T., J. Natl. Cancer Inst. **55** (1975) 115

[6] BERG, H., BAUER, E., GOLLMICK, F. A., DIETZEL, W., BÖHM, F., MEFFERT, H., SÖNNICHSEN, N., in: „Photodynamic Therapy of Tumors and other Disceases", Eds.: G. JORI, C. PERRIA, Edizioni Libreria Progretto, Padova (1985) 338

[7] BERG, H., „Photopolarographie and Photodynamie", Sitzungsberichte Sächs. Akad. Wiss., Heft 6 (1975) Akad.-V., Berlin

[8] MOAN, J., Photochem. Photobiol. **6** (1986) 681
[9] SPIKES, J., Photochem. Photobiol. **43** (1986) 691
[10] BERG, H., GOLLMICK, F. A., JACOB, H.-E., TRIEBEL, H., Photochem. Photobiol. **16** (1972) 125
[11] HAYATA, Y., KATO, H., in „Porphyrinlocalization and Treatment of Tumors", Alan R. Liss, Inc., (1984) 747
[12] KATO, H., CORTESE, D., Clinics in Chest Medic. **6** (1985) 237
[13] HIRANO, T., ISHIDA, K., YASUKAWA, M., MIYAKI, S., HOMMA, A., AIZAWA, K., KATO, H., HAYATA, Y., YAMASHITA, M., in: „Photodynamic Therapy of Tumors and other Disceases", Eds.: G. JORI, C. PERRIA, Edizioni Libreria Progretto, Padova (1985) 338
[14] Clayton Foundation Conf.: „Photodynamic Therapy", Los Angeles, Cal. (1987) Abstracts
[15] The First Intern. Conf. on Clinic. Appl. of Photosensitization for Diagnosis and Treatment, Tokyo, Mai 1986, Abstracts
[16] ARDENNE, M. VON, Medizin in unserer Zeit **3** (1979) 34
[17] ARDENNE, M. VON, Sauerstoff-Mehrschritt-Therapie. G. Thieme V., Stuttgart, New York, 1987
[18] ARDENNE, M. VON, Eröffnungsvortrag: „Die Kombination der Schritte Hyperthermie, Hyperglykämie und Hyperoxie in den verschiedenen Varianten der Krebs-Mehrschritt-Therapie", 2. Dresdener Hyperthermie Symp., Jan. 1987, Dtsch. Zeitschr. f. Onkologie **20** (1988) 14
[19] FREITAS, I., Médecine Biologie Environnement **14** (1986) 93
[20] LAWS, E., WHAREN, R., ANDERSON, R., in: „Photodynamic Therapy of Tumors and other Disceases", Eds.: G. JORI, C. PERRIA, Edizioni Libreria Progretto, Padova (1985) 417
[21] HENDERSON, B., WALDOW, ST., MANG, TH., DOUGHERTY, TH., in: „Photodynamic Therapy of Tumors and other Disceases", Eds.: G. JORI, C. PERRIA, Edizioni Libreria Progretto, Padova (1985) 417
[22] CAI, W., YANG, Y., ZHANG, N., XIE, J., ZHU, X., FAN, X., SHEN, H., HU, X., HA, X., Chin. Med. J., in press
[23] FREITAS, I., in: „Photodynamic Therapy of Tumors and other Disceases", Eds.: G. JORI, C. PERRIA, Edizioni Libreria Progretto, Padova (1985) 417
[24] CHOPP, M., HELPERN, J., FRINSK, S., HETZEL, F., EWING, J., WELCH, K., Med. Phys. **12** (1985) 256
[25] BERG, H., J. Photochem. Photobiol. B **2** (1988) 404

TAFEL I

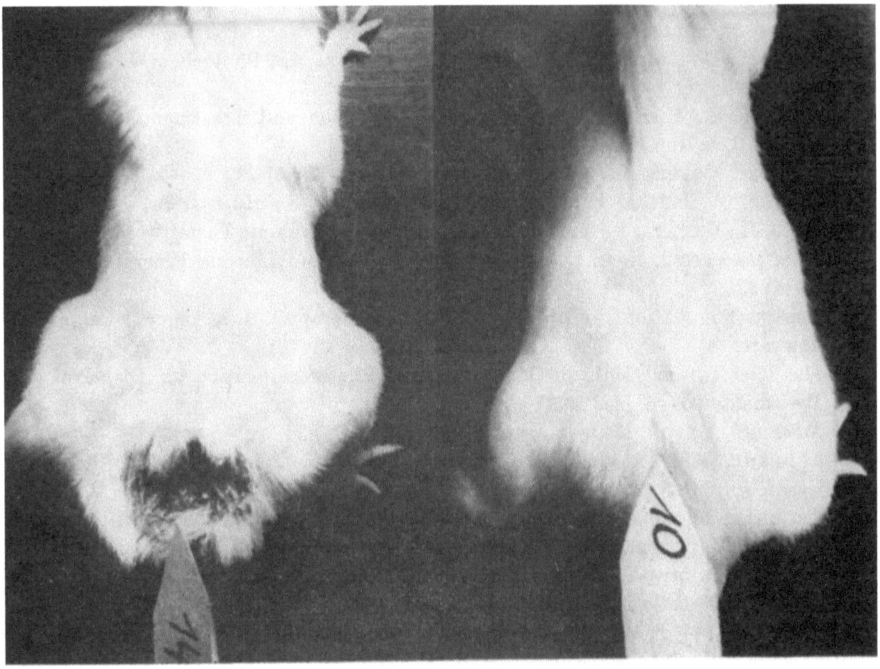

Abb. 1. Photodynamische Heilung von intradermalen Tumoren (EAC) der Maus (Stamm $ABAF_1$)
Thiopyronin (1,25 mg/ml pro Tier)
Belichtung am 5.—8. Versuchstag (Expansionsphase, vgl. Tab. 1) je 1 h.
Kontrolle: Tier Nr. 14 ohne Belichtung vor Exitus,
Versuch: Tier Nr. 10 mit Belichtung nach 70 Tagen [3].

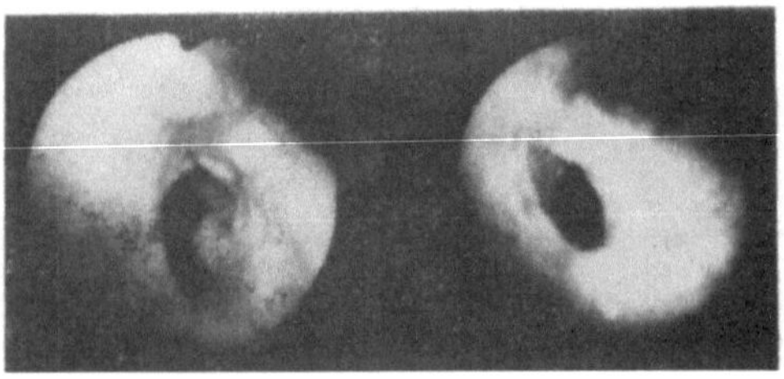

Abb. 4. Behandlungsergebnis (mit der Apparatur von Abb. 3)
vorher: Tumor von 2 mm Durchmesser im rechten Bronchus B_2b (links) und mit PTT behandelt, 3 Jahre später tumorfrei (rechts) [12].

Bei Fragen zur Produktsicherheit wenden Sie sich bitte an:
If you have any questions regarding product safety,
please contact:

Walter de Gruyter GmbH
Genthiner Straße 13
10785 Berlin
productsafety@degruyterbrill.com